这本书属于超级无敌可爱的小·朋友——————

**图书在版编目（CIP）数据**

餐厅里的丛林大战 / 许雅君著 . —北京：化学工业
出版社，2022.4
（给孩子的食物魔法书）
ISBN 978-7-122-40829-7

Ⅰ.①餐… Ⅱ.①许… Ⅲ.①营养卫生 – 儿童读物
Ⅳ.① R153.2-49

中国版本图书馆 CIP 数据核字 (2022) 第 028369 号

责任编辑：杨晓璐　杨骏翼　　　　　　　　　内文绘图：虫创纪文化　陈文婷
责任校对：宋　玮　　　　　　　　　　　　　装帧设计：逗号张文化

出版发行：化学工业出版社 ( 北京市东城区青年湖南街 13 号 邮政编码 100011 )
印　　装：北京瑞禾彩色印刷有限公司
889mm×1194mm　1/20　印张 1¾　字数 8 千字　插页 1　2022 年 5 月北京第 1 版第 1 次印刷

购书咨询：010-64518888　　　　　　　　　售后服务：010-64518899
网　　址：http://www.cip.com.cn
凡购买本书，如有缺损质量问题，本社销售中心负责调换。

定　　价：19.80 元

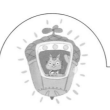

# 给孩子的食物魔法书

# 餐厅里的丛林大战

北京大学教授 许雅君 / 著

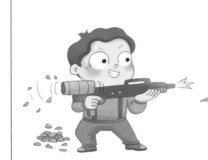

柯柯（4岁）

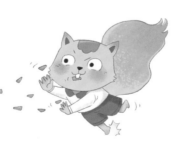

松鼠小精灵

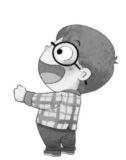

奇奇（4岁半）

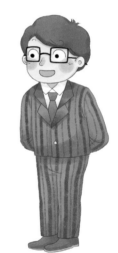

奇奇爸爸（33岁）

化学工业出版社

· 北京 ·

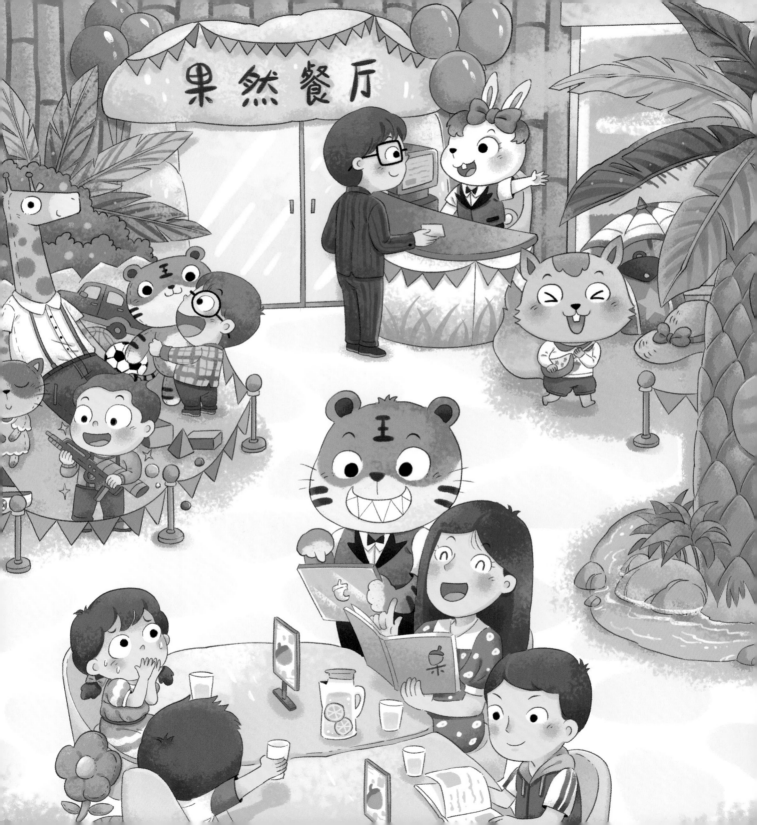

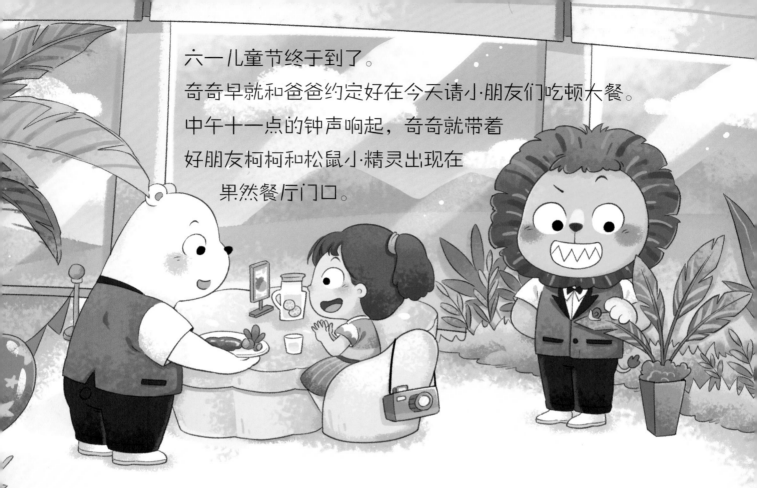

六一儿童节终于到了。

奇奇早就和爸爸约定好在今天请小朋友们吃顿大餐。

中午十一点的钟声响起，奇奇就带着
好朋友柯柯和松鼠小精灵出现在
果然餐厅门口。

哇！今天的餐厅仿佛一个热闹的丛林！服务员们扮成各种野生
动物，有体型巨大的东北虎、亚洲象、北极熊、非洲狮，也有温柔
可爱的小白兔、小海豚、小猫咪……

每位来到这里用餐的小朋友，都可以挑选一个自己喜欢的玩具。

奇奇属虎，挑个大老虎！

柯柯爱枪，选个冲锋枪！

松鼠小精灵只爱吃松子，拿了一个印满松果的小腰袋！

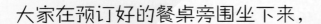

大家在预订好的餐桌旁围坐下来，
奇奇大声喊道："我要蜜汁鸡翅！还要椒盐玉米！"
松鼠小·精灵跟着喊道："我要炒松子！"
柯柯拿起冲锋枪也跟着喊道："突突！突突突！"
很快，一道道菜端上桌，蜜汁鸡翅、番茄炖牛腩、蒜蓉西蓝花……
还有整整一大盘油亮喷香的炒松子！松鼠小·精灵眼睛一下子亮了。

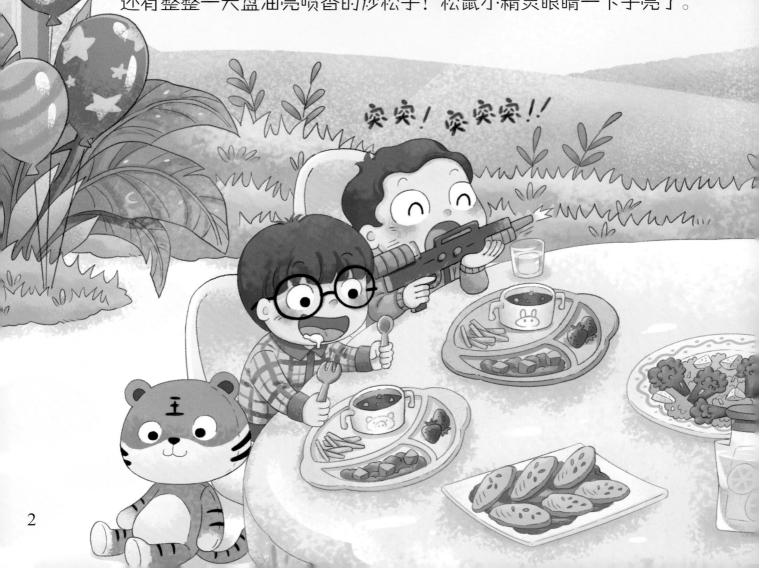

突突！突突突！！

2

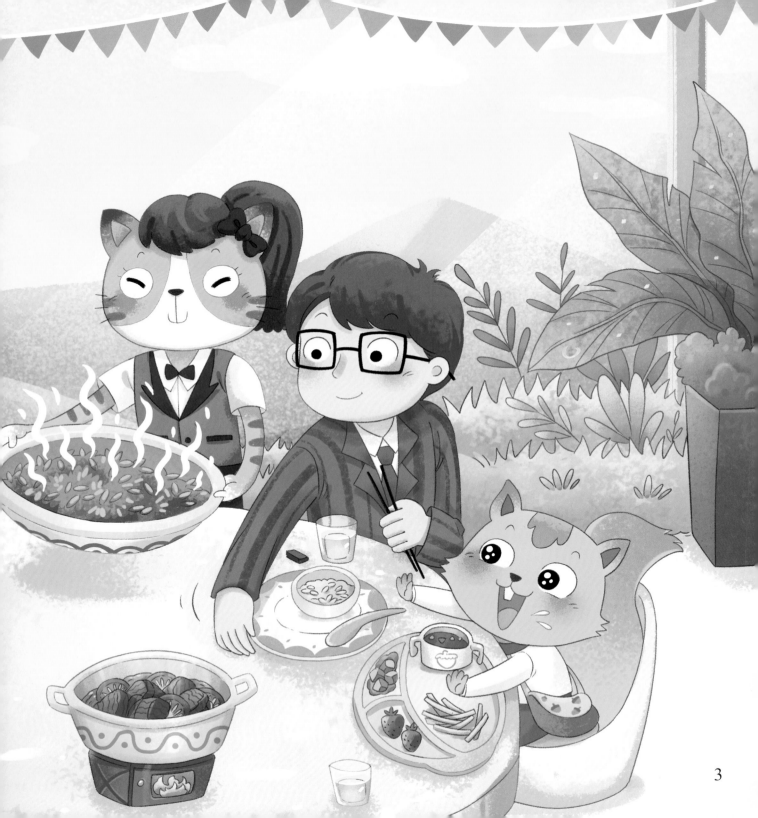

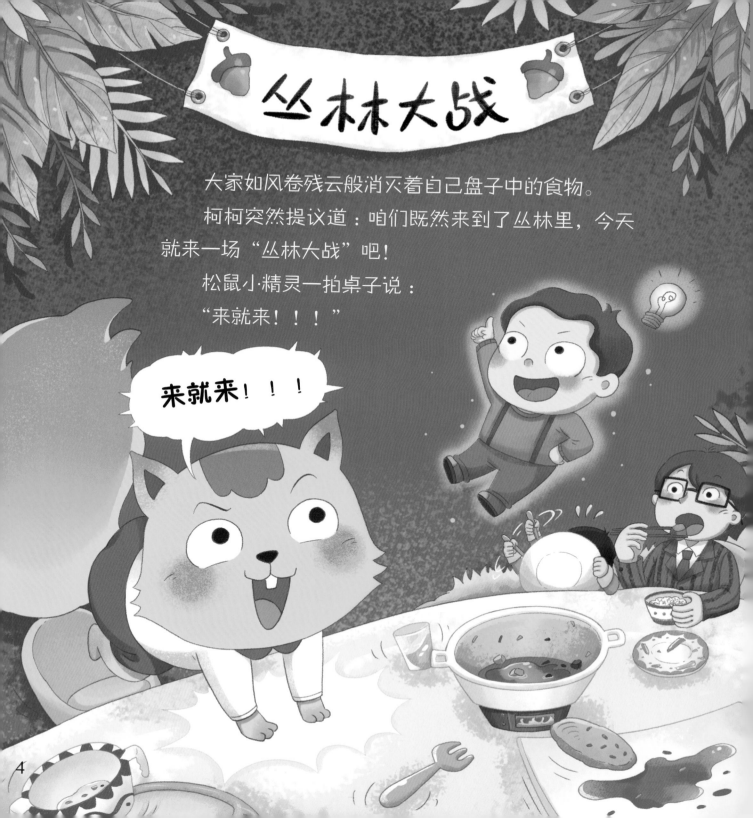

# 丛林大战

大家如风卷残云般消灭着自己盘子中的食物。

柯柯突然提议道：咱们既然来到了丛林里，今天就来一场"丛林大战"吧！

松鼠小精灵一拍桌子说：

"来就来！！！"

来就来！！！

4

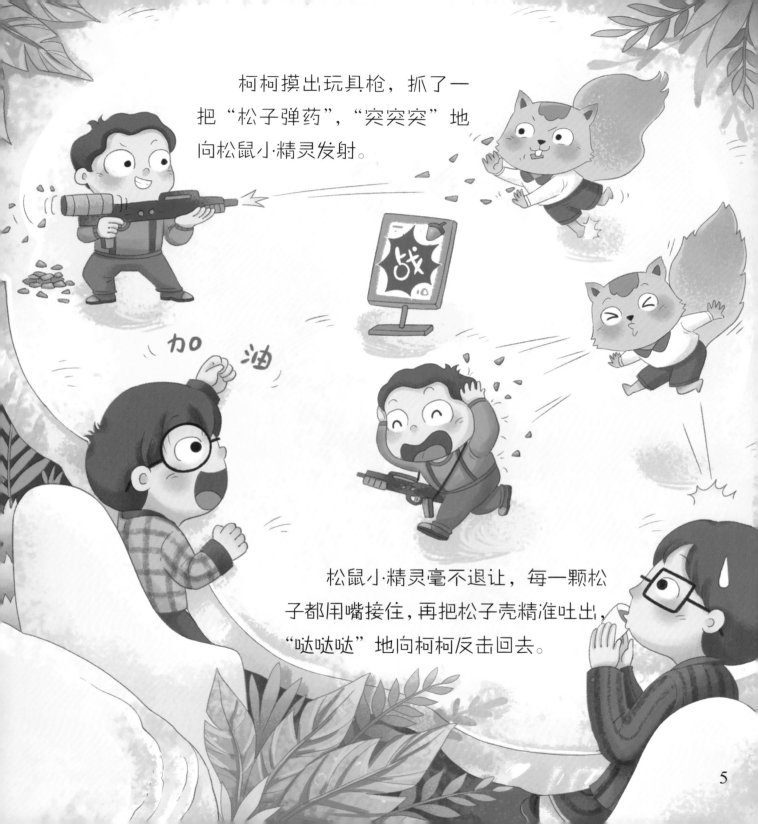

柯柯摸出玩具枪，抓了一把"松子弹药"，"突突突"地向松鼠小精灵发射。

加油

松鼠小精灵毫不退让，每一颗松子都用嘴接住，再把松子壳精准吐出，"哒哒哒"地向柯柯反击回去。

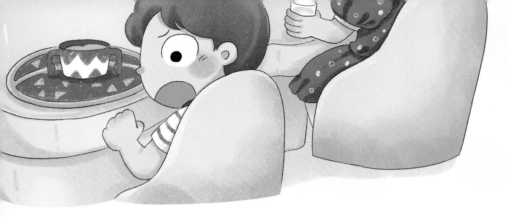

"突突突""哒哒哒""突突突""哒哒哒"……

这时，"嗝"地一声巨响传来！

原来是一直专心吃饭的奇奇吃了个肚皮溜圆，瘫在椅子上打饱嗝呢。

柯柯听了哈哈大笑，兴奋地拿着筷子当鼓槌，盘子作鼓面，"叮叮叮"地演奏起来。盘子上的米饭菜蔬纷纷掉落下来，一片狼藉。

这时，只听见邻桌的一个小朋友喊道："好吵啊！"餐厅里其他的人也都皱着眉头注视着他们。

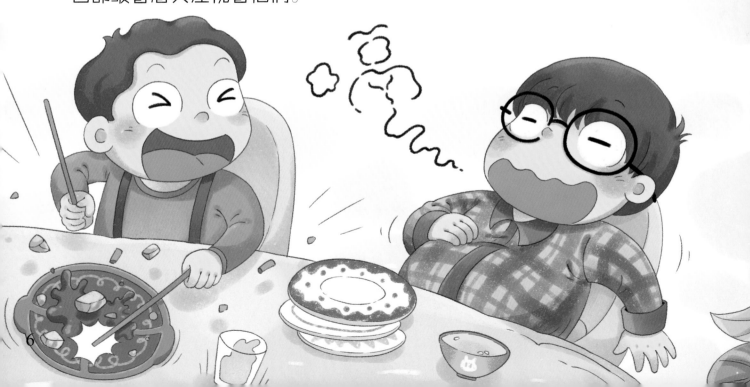

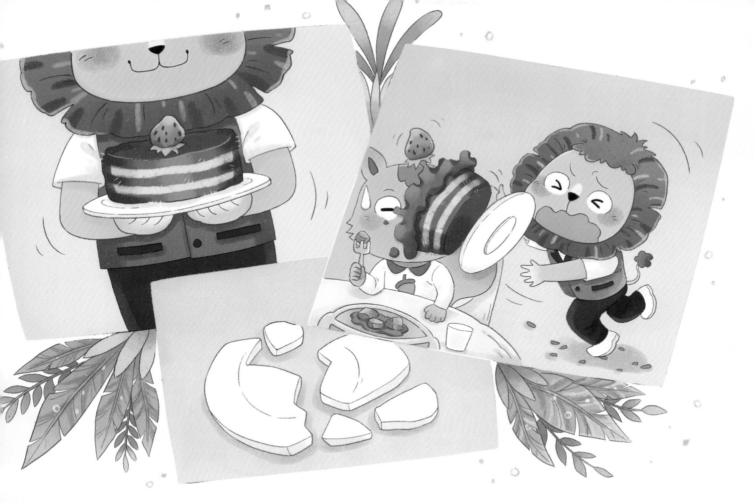

这时一个打扮成"非洲狮"的服务员叔叔端着一个红丝绒蛋糕过来。没想到,他不小心踩在了松子壳上,"咻"地一滑,大蛋糕"吧嗒"一下扣在了松鼠小精灵的脸上,盘子也"哐当"一声摔碎在地。

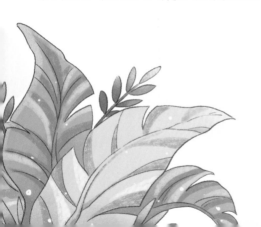

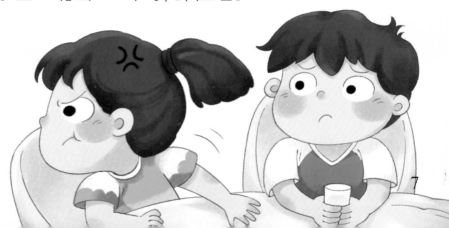

整个"丛林"一下子鸦雀无声。

大家都面面相觑。

奇奇赶快扯住柯柯，悄悄说："别闹了！大家都有意见了！"

柯柯却没好气地说："你又不是大家肚子里的蛔虫，怎么知道他们有意见？！"

奇奇爸爸说："柯柯，就算不吵闹，你们这样浪费粮食也不对啊！这些饭菜被送到我们身边，可是经过了很长很长的旅行哦！"

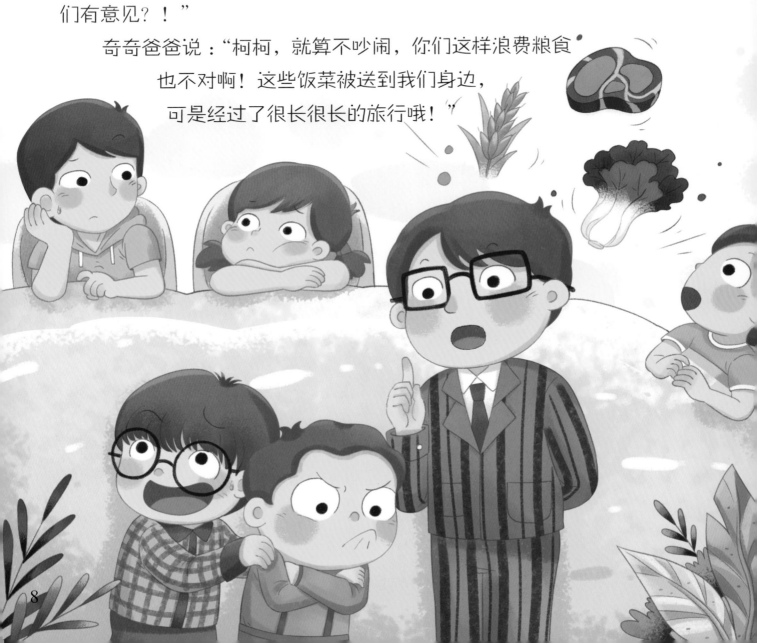

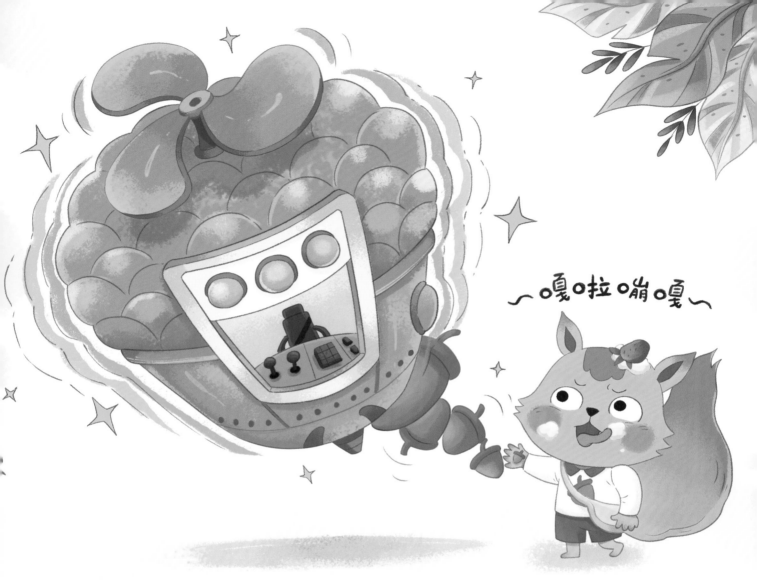

~嘎啦啪嘎~

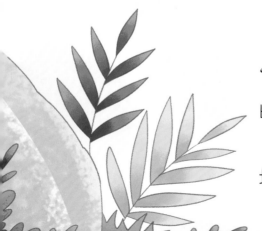

奇奇爸爸看了看松鼠小·精灵腰上的飞船袋："不如让松果飞船带我们去看看粮食蔬果是怎么来的吧！"

松鼠小·精灵把脸上的蛋糕舔掉了一些，不情愿地掏出松果飞船往上一扔，喊道："嘎啦嘣嘎！"

9

松果飞船迅速变大，大家一起坐了进去。

飞船瞬间来到了一片稻田上空，缩成了一粒飞虫的大小。

不远处，几个农民伯伯正在吃中饭。他们的碗里只有白米饭，就着一些咸菜。

忽然，其中一个伯伯猛地站起来，像一阵风一样朝稻田跑去。

原来是他发现了一只田鼠！

奇奇爸爸说："田鼠会吃庄稼，还会咬碎粮食，造成很大的浪费！"

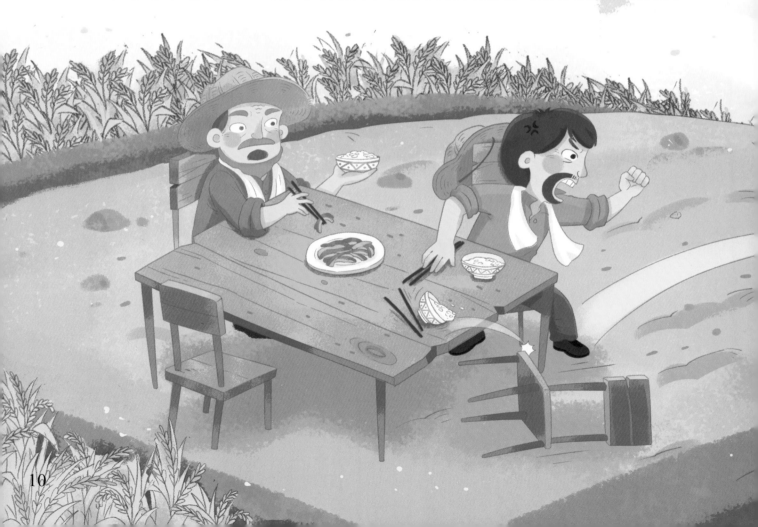

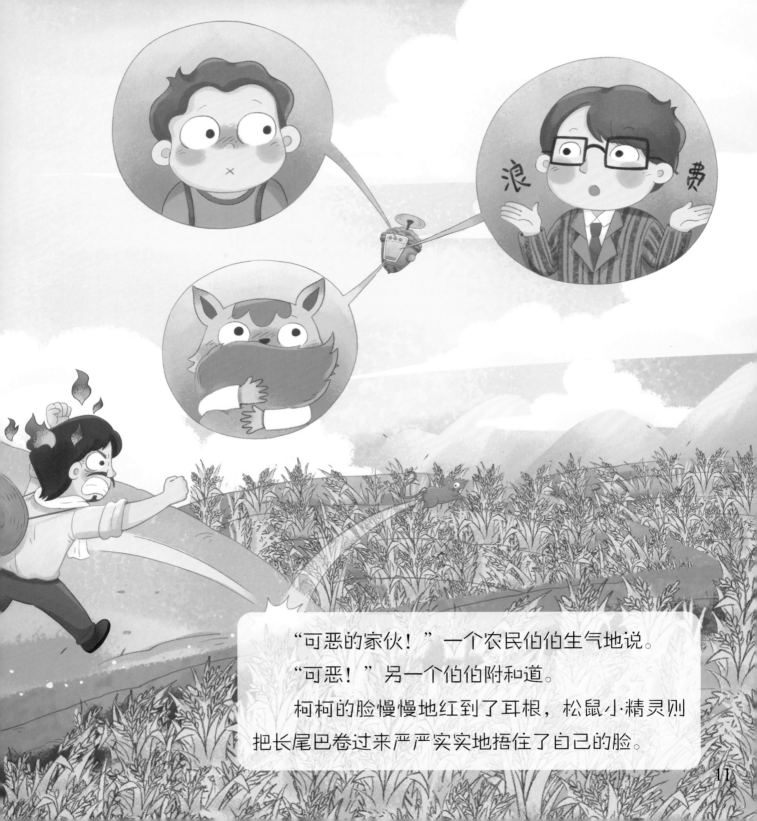

"可恶的家伙！"一个农民伯伯生气地说。

"可恶！"另一个伯伯附和道。

柯柯的脸慢慢地红到了耳根，松鼠小·精灵则把长尾巴卷过来严严实实地捂住了自己的脸。

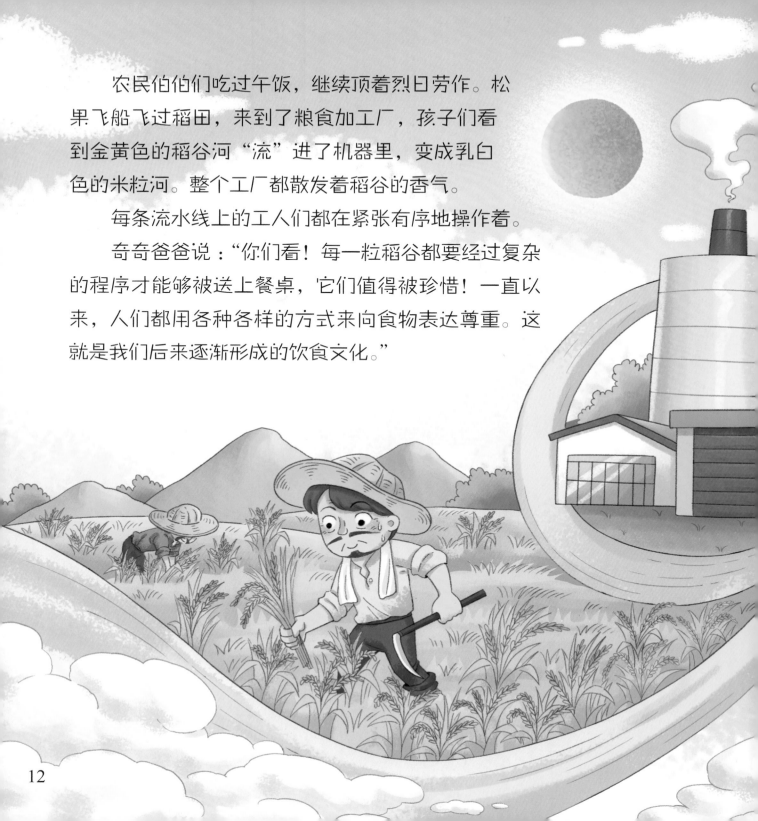

农民伯伯们吃过午饭，继续顶着烈日劳作。松果飞船飞过稻田，来到了粮食加工厂，孩子们看到金黄色的稻谷河"流"进了机器里，变成乳白色的米粒河。整个工厂都散发着稻谷的香气。

每条流水线上的工人们都在紧张有序地操作着。

奇奇爸爸说："你们看！每一粒稻谷都要经过复杂的程序才能够被送上餐桌，它们值得被珍惜！一直以来，人们都用各种各样的方式来向食物表达尊重。这就是我们后来逐渐形成的饮食文化。"

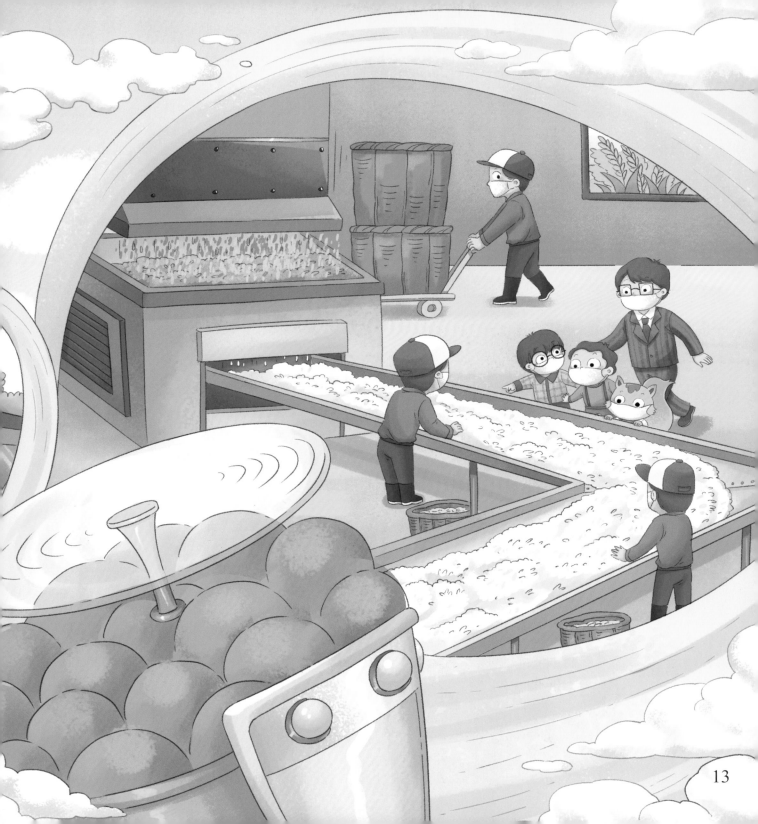

柯柯说："叔叔，给我们讲讲吧！"

奇奇爸爸："世界这么大，每个地方的饮食文化也有不同，我可是要讲很久哦！"

松鼠小精灵眼珠一转，大声说："我带你们去看看不就知道啦。"

奇奇和柯柯连连拍手："好呀好呀！"

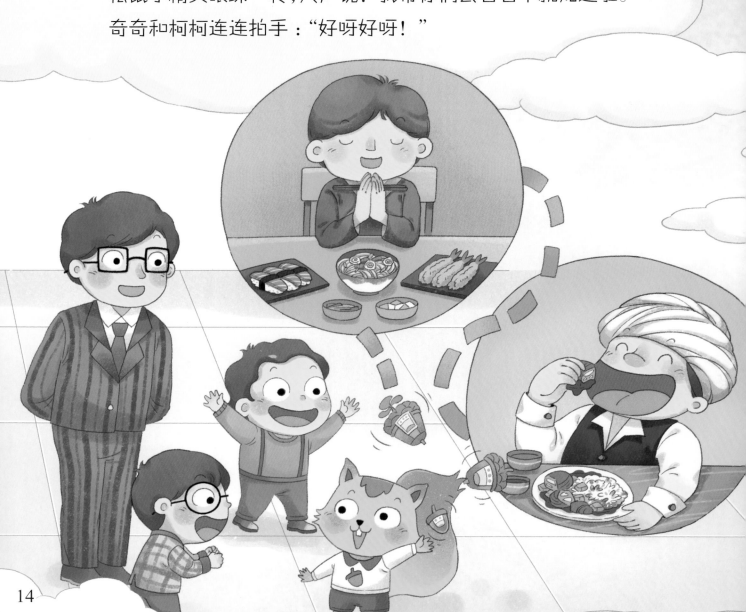

松果飞船快速地穿过一个又一个国家。

日本人在吃饭前要双手合十对着食物说："我开动了！"以此表示对食物的尊重。

印度人习惯用手抓着饭菜吃，这样能够直接感受到食物的温度，进而表达对大自然的爱。

英国人吃饭要用刀叉，这是他们早在古代游牧时期就养成的习惯。而且，他们更喜欢只吃自己餐盘里的食物。

中国人喜欢用筷子吃饭，更喜欢很多人尤其是一大家子围坐在一起用餐，特别是在除夕、中秋这样的传统节日。对中国人来说，大家一起吃饭意味着"团圆"。

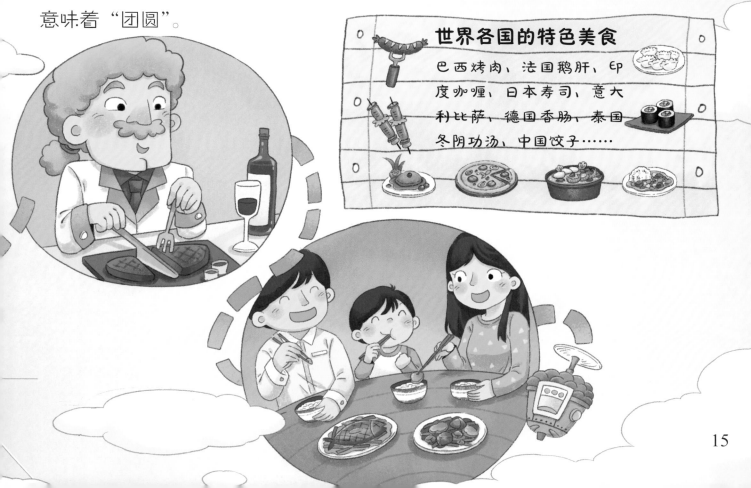

**世界各国的特色美食**

巴西烤肉、法国鹅肝、印度咖喱、日本寿司、意大利比萨、德国香肠、泰国冬阴功汤、中国饺子……

奇奇爸爸继续说：“就算是同一个国家，不同地区的饮食文化也不一样哦！”

孩子们和松鼠小精灵看到了兰州的拉面、内蒙古的手抓羊肉、新疆的烤馕、云南的过桥米线……不同地方的美食各有各的口味，很多都已经成了当地的特色！

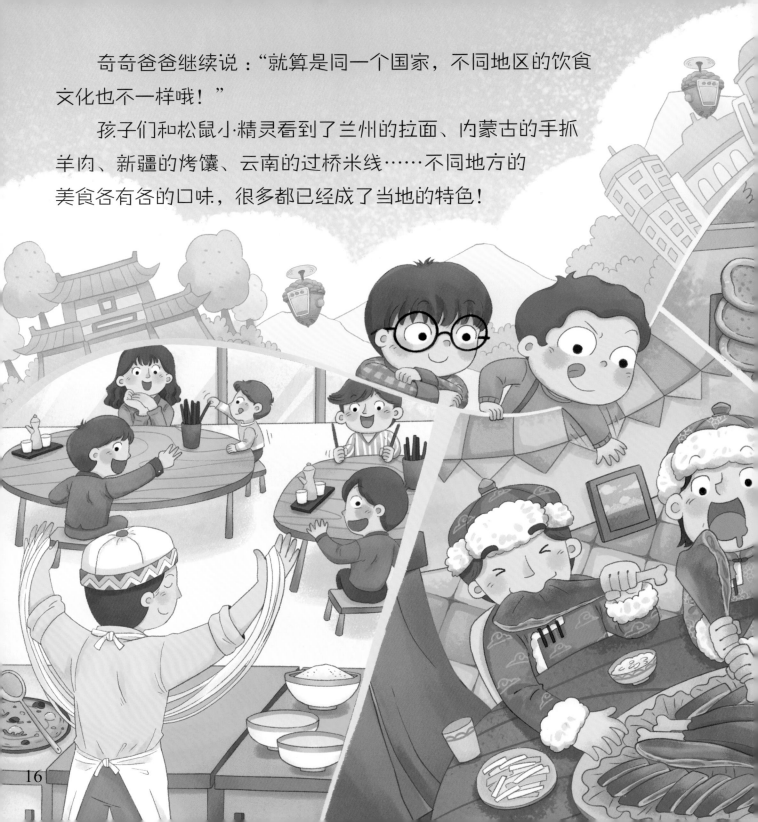

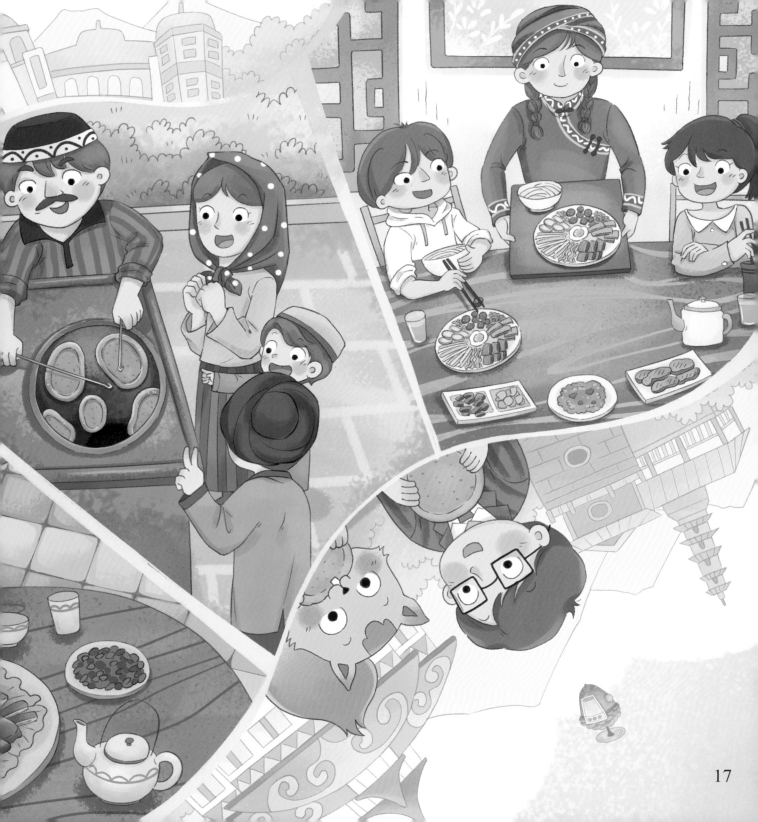

"快看！好长的酒宴！"柯柯指着一个地方说。

奇奇爸爸说："那是长桌宴，也叫百家宴！从北宋就出现了。"

奇奇开心地说："那我们数数看！究竟有没有一百家！"

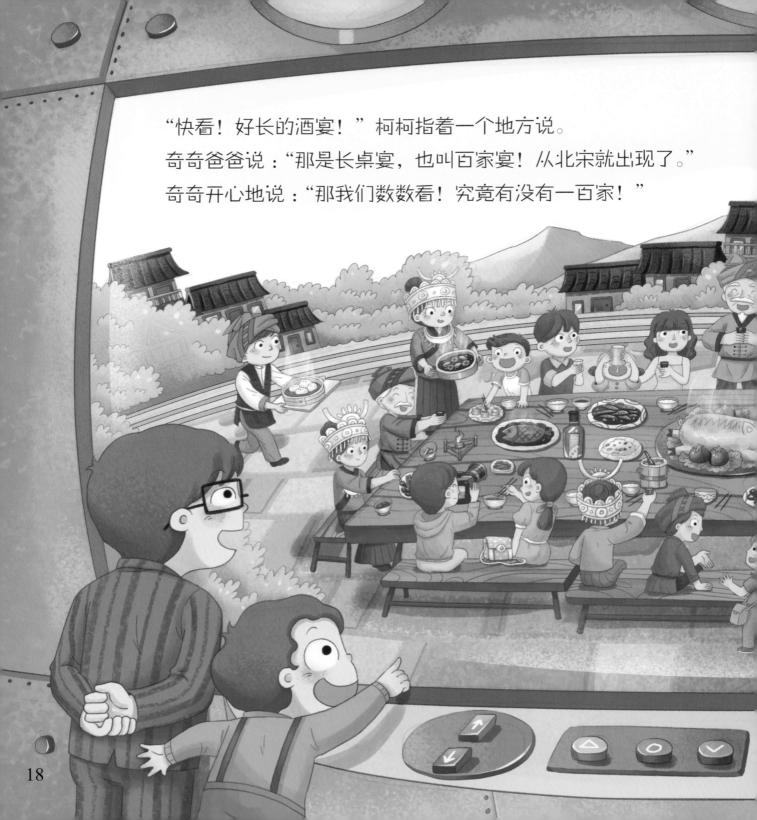

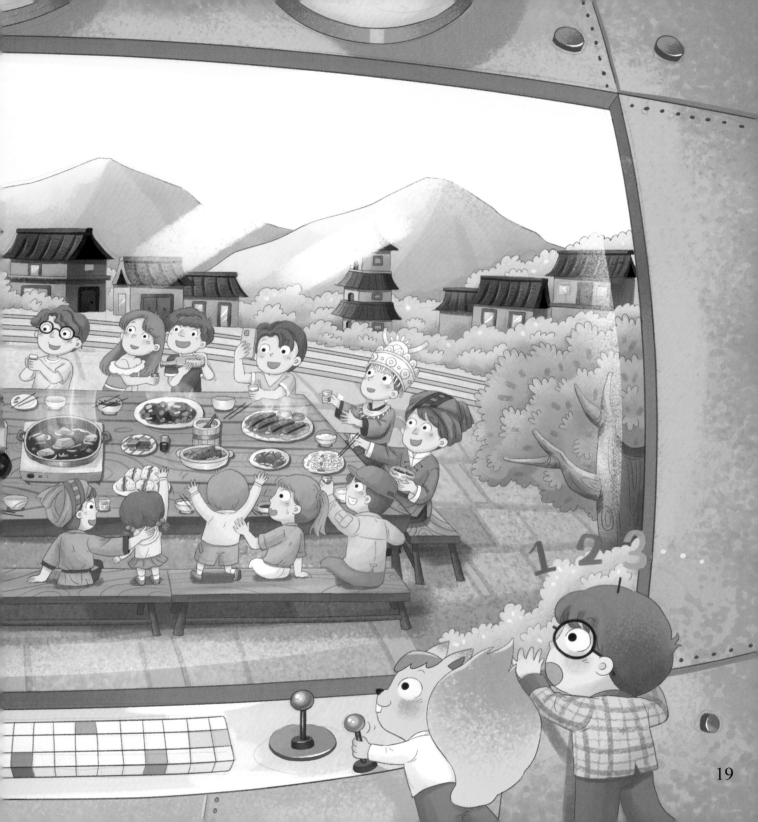

19

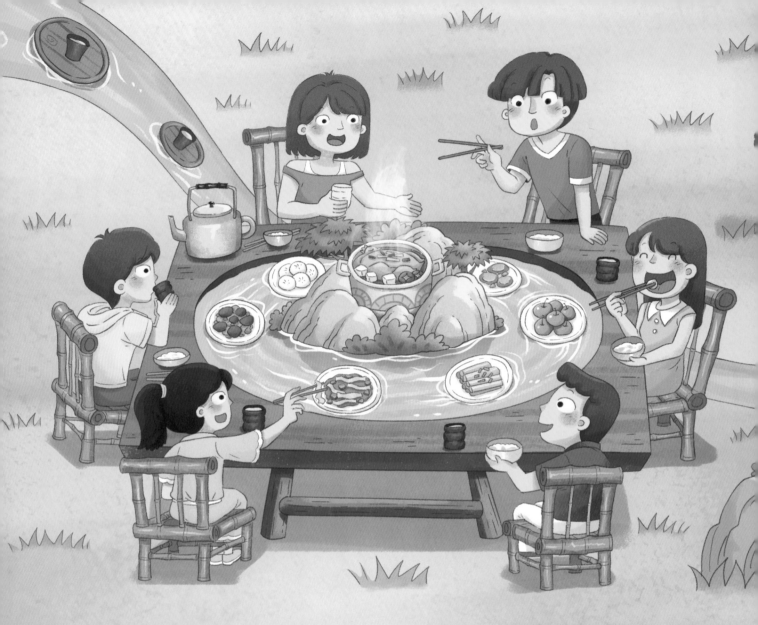

　　"咦？那群人怎么在水边吃东西？"这次是松鼠小精灵感到诧异了。

　　奇奇爸爸说："这是在模仿古代的曲水流觞（shāng）。过去在上巳（sì）节这一天，很多人聚集在水边，一边喝酒吃东西，一边写诗吟诵。以前的人们也用这种方式来祈福，保佑平安！"

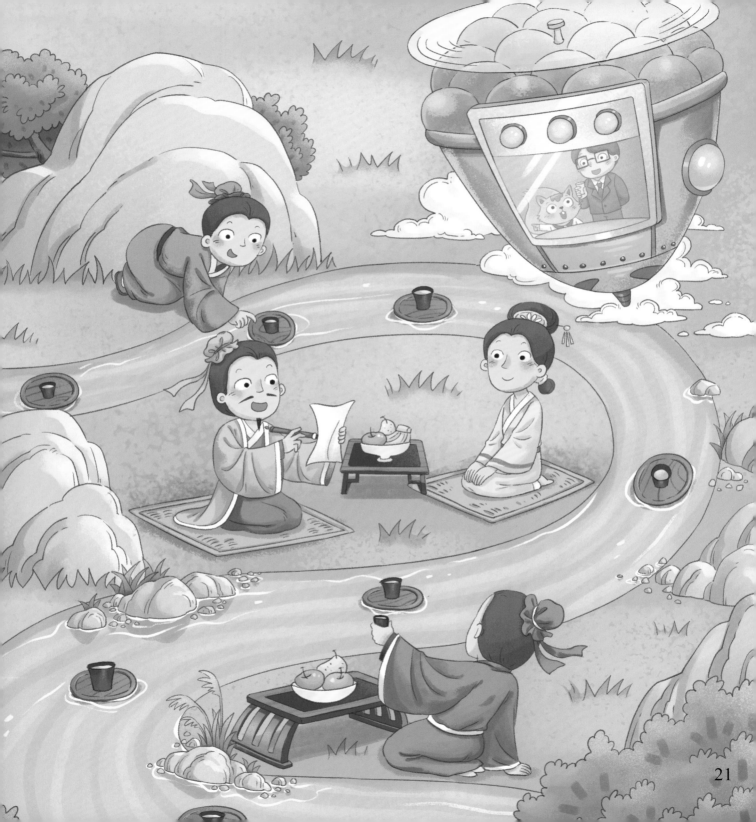

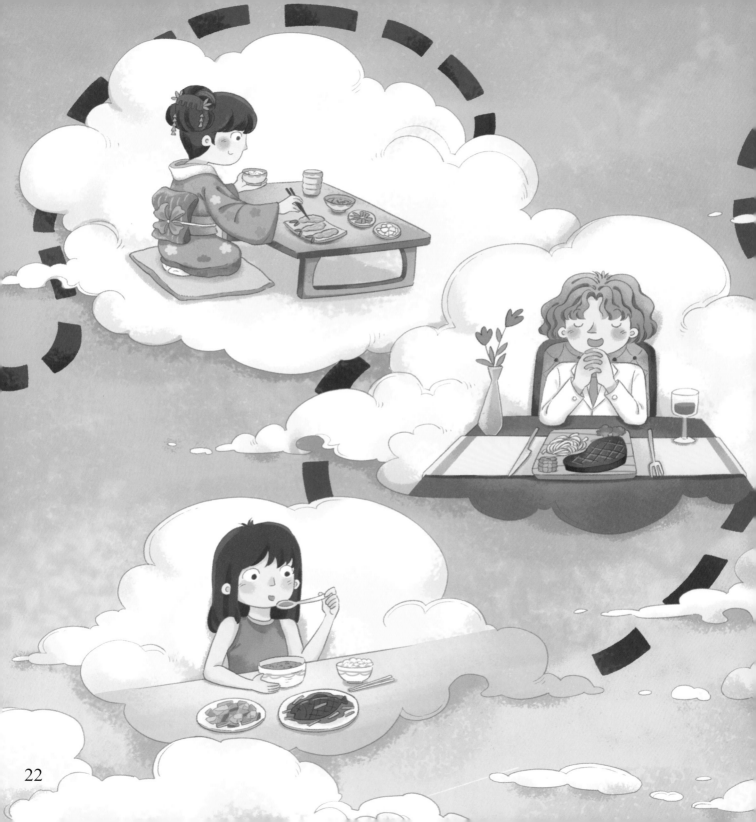

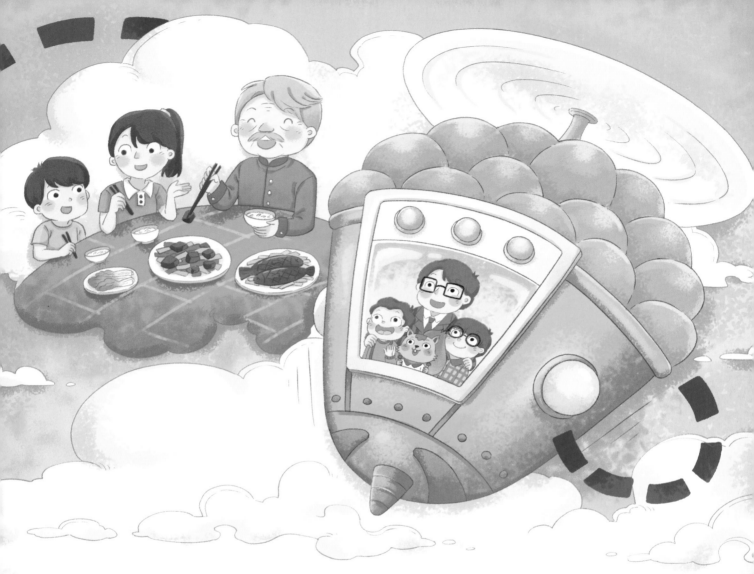

　　松果飞船又飞过了很多地方，大家看到了有些地方的人习惯跪坐在地上用餐；有些地方的人吃饭前要先做祷告；有些地方的人先喝汤才吃正餐；有些地方的人要先等主人吃了第一口菜客人才能开动……

　　柯柯高兴地说："我懂了！饮食文化就是人们表达对食物喜爱的方式！"

　　"还有对大自然的尊重！"松鼠小精灵紧接着补充。

　　奇奇爸爸说："大家说的都很对！咱们现在可以回去啦！"

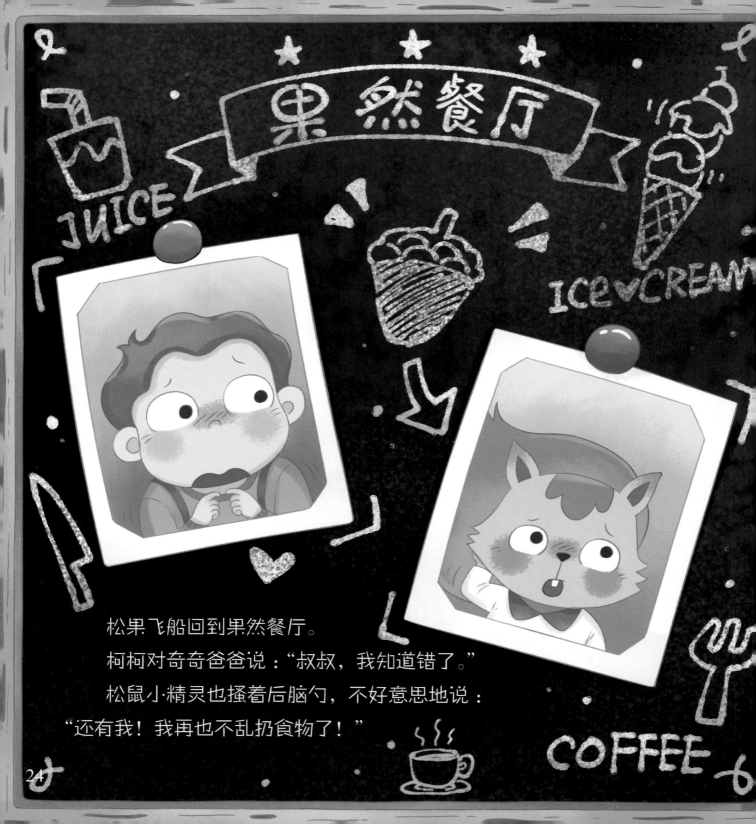

松果飞船回到果然餐厅。

柯柯对奇奇爸爸说："叔叔，我知道错了。"

松鼠小·精灵也搔着后脑勺，不好意思地说：

"还有我！我再也不乱扔食物了！"

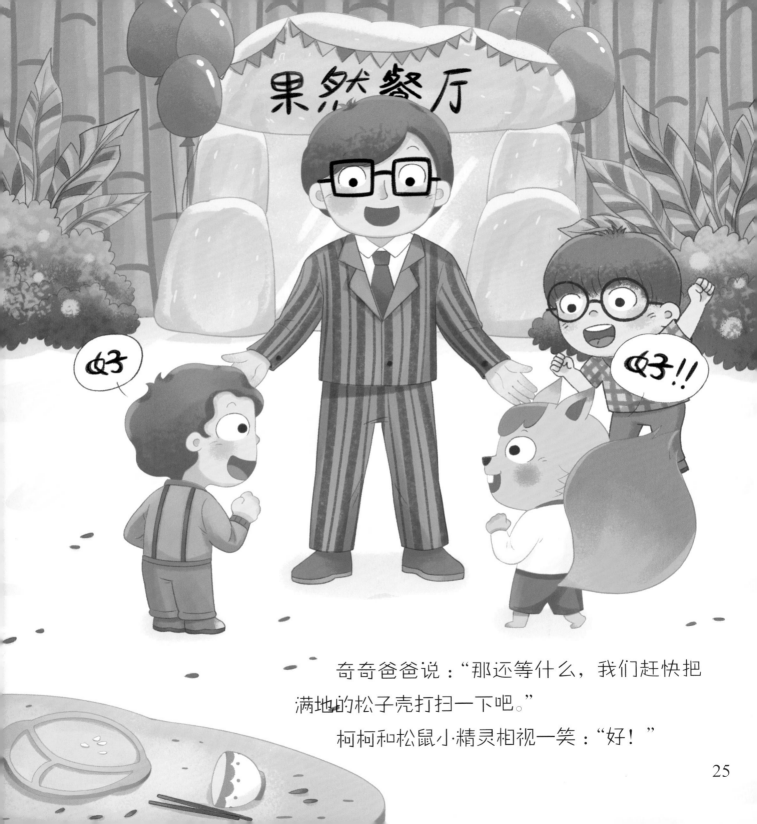

奇奇爸爸说："那还等什么，我们赶快把满地的松子壳打扫一下吧。"

柯柯和松鼠小·精灵相视一笑："好！"

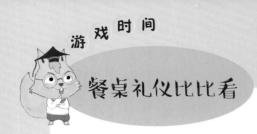

# 餐桌礼仪比比看

大家围坐要吃午饭了，下面的小朋友谁的做法更礼貌呢？在有礼貌的小朋友旁边贴上小红花吧！

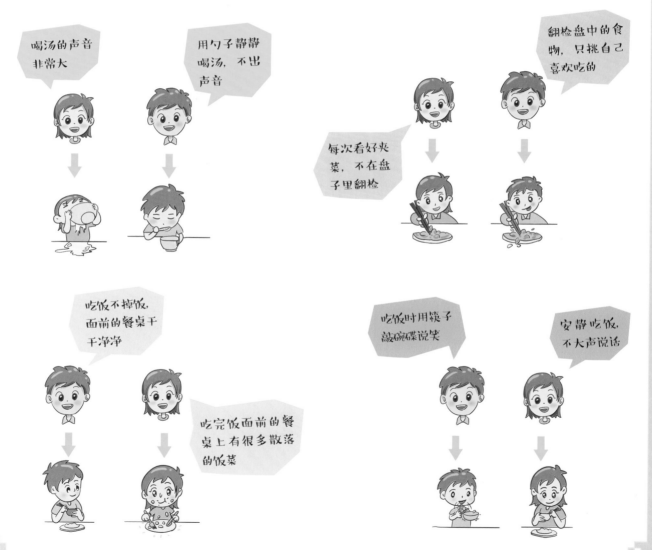

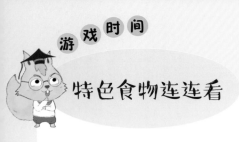

# 特色食物连连看

不同的国家饮食习惯有不同，很多国家都有自己的特色食物，你知道下面的国家的特色食物分别是什么吗？把食物贴纸贴到相应的国家旁边吧！

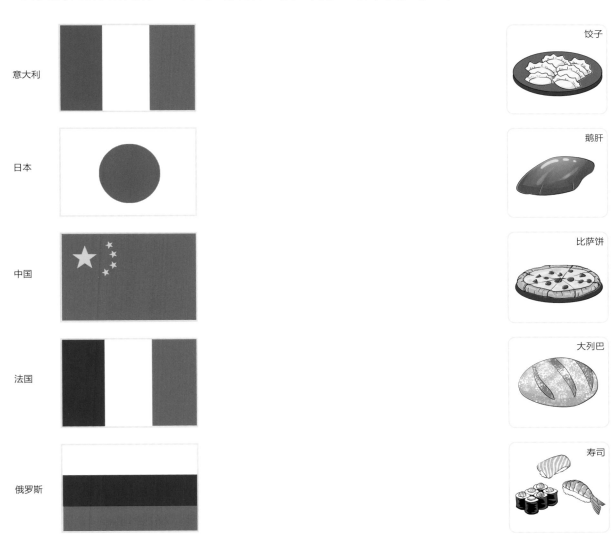

意大利

日本

中国

法国

俄罗斯

饺子

鹅肝

比萨饼

大列巴

寿司

作者简介

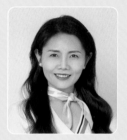

**许雅君**

北京大学营养与食品卫生学系教授、博士生导师

北京市健康科普专家

北京市青年教学名师

现任北京大学公共卫生学院副院长，中国营养学会妇幼营养分会常委，北京市营养学会副理事长，北京市预防医学会理事，北京健康教育协会慢性病管理专业委员会常务理事，北京市食品安全毒理学研究与评价重点实验室副主任等职。

主要研究领域为生命早期营养与健康发展、食物营养与儿童食育，热心儿童早期科学饮食习惯养成工作。近年作为课题负责人承担国家、省部级科研课题 10 余项，在国内外发表学术论文 150 余篇，获得科技成果奖 9 项，主编、参编教材和著作 20 余部，是国内外 9 部学术期刊编委和 20 余部学术期刊审稿人。

扫码享服务

★【看视频】北大教授给家长的饮食营养视频
★【寻妙招】定制个性化营养方案
★【听音频】营养知识潜移默化
★【点读书】有声伴读亲子互动
★【趣读书】耳熟能详趣味输出

## 视频目录

1 为什么要孩子了解食物从农田到餐桌的过程
2 孩子礼仪缺失，你们家中招了吗
3 儿童应该做到的餐桌礼仪有哪些
4 为什么要建立饮食规则

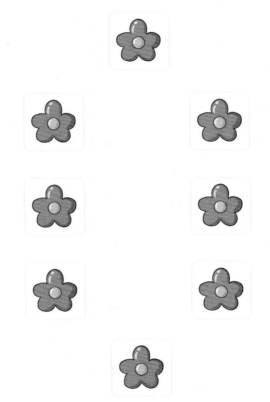

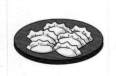
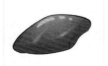
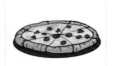
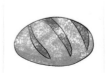
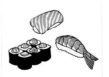